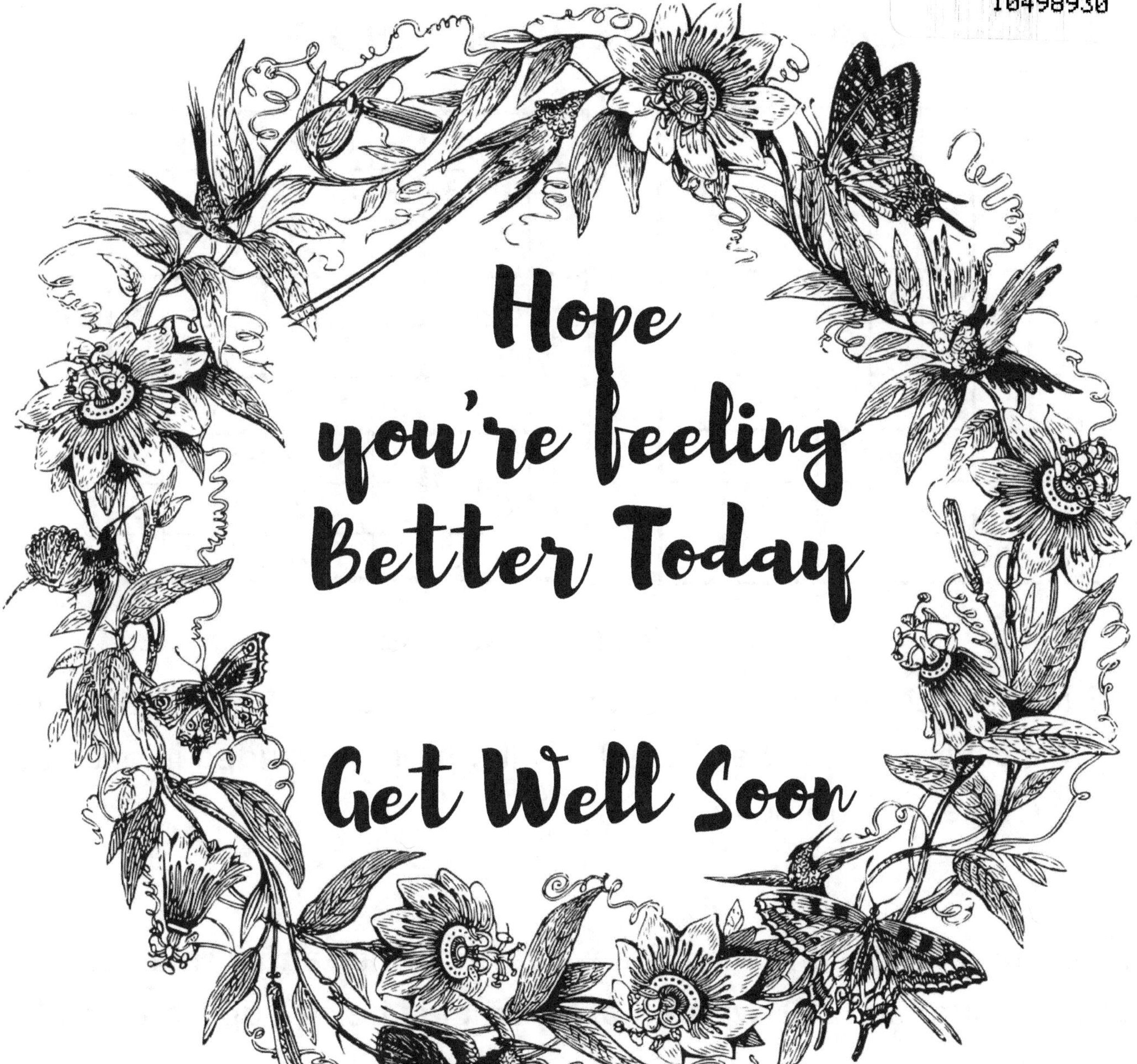

Hope you're feeling Better Today

Get Well Soon

From

_____

[English] Sudoku-Help
Sudoku Puzzle & Solution

		4		8	7			5
	9				8			
	8	7						
			4	5			2	
			2	7		9	6	
8					9	5	1	4
				9	6		5	7
		1				4		
	5	9						

6	2	4	9	8	7	1	3	5
1	9	3	5	4	2	8	7	6
5	8	7	6	1	3	4	9	2
9	1	6	4	5	8	7	2	3
3	4	5	2	7	1	9	6	8
8	7	2	3	6	9	5	1	4
4	3	8	1	9	6	2	5	7
7	6	1	8	2	5	3	4	9
2	5	9	7	3	4	6	8	1

Sudoku Instructions

Each Sudoku is comprised of 81 numbers. There are nine horizontal lines and 9 vertical lines, and there are 9 smaller blocks included in each puzzle – outlined by a darker line.

Rules: Each of the 9 horizontal lines, 9 vertical lines and 9 small blocks include the numbers 1-9, without any numbers being duplicated within the given item.

The challenge is to figure out where the numbers 1-9 should appear in the puzzle, without violating the rules outlined in the paragraph above.

Puzzle #1
EASY

9		7		4			2	6
	6				3	5	1	8
		1	2			7		
	9			8				
	4		1	2		9	5	
	1	2		5		4		
		6		7	8			
1					2	8	4	
5		8	4			6	7	

Puzzle #2
EASY

9		5	1			2	4	
	2		5				6	1
			6	7	2	5		9
5					8	3		4
				1	5	6		
6	3		9	4		1		5
	1							
		6	8			4	2	
2		8		3		7		

Puzzle #3

EASY

3					9	4		2
1		6			8			5
2		4			1			
7		3	8	1				
5	6		4	9	7		3	
			5	6				4
6					4		8	9
9	5	7			6	2		
	3			2		6		1

Puzzle #4

EASY

2		5					6	
3		4	9			2	7	
6			7				8	
						4	9	7
9			4	7			1	3
	6	7		1	9		5	
7		9			4	1		
8					3			5
1	3	2		6				8

Puzzle #5
EASY

8	4			3				
			8		2	9		
	3	6		9			1	
	6	3	9		4		7	2
4	8		2	5			3	9
1				7				
				1		5		6
				2	8		9	
6	1	8			9	3		7

Puzzle #6
EASY

	3	6	2	7	8		4	
		8		1				
2	7	5			4	3		1
	8	4	3	2		6		9
		2		9				8
6			8		1	2		
7				8	6			
8		3	4	5		1		
							6	2

Puzzle #7
EASY

		7				3	8	1
4		1		9		2		5
	6		3		1		9	4
	4	2		7			1	3
		3	2	4		5	7	
		6	8	1				
						1		
5		9				6		
		8	6	5	2			7

Puzzle #8
EASY

	9	1	8		5			6
2						5		
7		3					1	8
	1	9		7	2			5
		8					9	4
5			9		6	3	7	
	6	2	1		9	4	3	
	4		3	2		8		
			6	4			5	

Puzzle #9
EASY

8			3		9	4		
		4			1		9	5
9					5			3
5		3			6		7	
		9	5		8	6		
		1				8	5	
	7	6				9		8
2			4			5	6	1
1	9			6				7

Puzzle #10
EASY

7	2			1				
1		4			3	2	8	9
					5		7	
4				2		6	9	
		9		7	4	3		5
	3	7	9		6			
		1	8		2			
5		2		9			3	4
3	8		5		7			

Puzzle #11
EASY

			6	2	5			8
3		6		1		4		
8				7		2	9	
2								4
7				5	6	9	2	1
		4	9	3		6		
	7	3	2				1	
4		5	1			7		2
1				6			4	

Puzzle #12
EASY

		2	4		8	6		
8		4				2	5	
	7			2			1	8
				4	2	5		
4	5	3	9	7	1	8		
	6		5				4	
1		6				3		
3	4	8			7			5
7					6	9		

Puzzle #13

EASY

	1	4		7			8	9
				5	3	6		
8		6	1	9				
					7			4
	5	3	6		2	1	9	
			3	8		2		7
3		9				8		
6	8		7	3	9	4		5
		5		6			2	

Puzzle #14

EASY

		7	5	6				
	6				8	3		7
			7	3		6	4	
3	7		1				8	
9						7	6	
	5	8	4		9		2	
1	2	3	6		5	9		
7				8				5
	4			1	7	2		6

Puzzle #15
EASY

3		7	5	2	8	4	9	
	2	8	9	6	4		7	
	9				7	2	6	
			8					
	7		1		5			
	4		7				1	6
		2				8	3	
6			4	5	9	1		
7		4			3	6		9

Puzzle #16
EASY

		3				6		
7			6			1		9
9						7		4
	8	9	2			5	7	
4		1		3	7	8		
		5	8	9	6			3
				7	8		5	1
1	4			5	3			7
	9		1	6				

Puzzle #17
EASY

				2	9		4	3
			8				2	9
	9			4	3	5		6
1	3			6	8			
4		2	1		5	6		8
				7		1	5	2
3		6				9		4
	5		9		6	2		
9			4	8				

Puzzle #18

EASY

	9			1	7		5	2
2	7					8		
6		4	2	3	8		7	1
4	1		3		6	5		
	3	5	7				6	
	8					4		
5	4	7		2	1	3		
				7				
8		3	6					9

Puzzle #19

EASY

		3		8	5			
5	4					3		
	6							
	7					8		
	8	1		2		7	9	5
9			8		4		2	3
1				5	8	6		2
6		7	4			9		8
8	9	5	7		2		3	

Puzzle #20

EASY

					5		9	2
	2	4		9			8	
8			4		2	5		1
	3	1		4		8		7
		2	5	3		9		6
		5	9	1	7		2	
						2		5
	7		1	5		6		
					9		3	

Puzzle #21

EASY

1		5	7			6	3	
			2	1	9			
2		4				8	1	9
	3		4				8	1
		9		3			6	
	6			5	1			
7	2			4				
6	5		1	9		3	4	7
		3			8		2	

Puzzle #22

EASY

	3	9	2		1	8		
6	2	4		8				
			9			3		
4	9	2				5		
	6		4				3	
3	1	7	8	6	5		2	
9	7		5		2		1	
	5				4			3
				1		6		9

Puzzle #23
EASY

4		3		2				
	8		4	3		7		9
1			7			3		
5				8				2
		6			5	9	7	
3				1	9		6	5
9			8		2		4	3
2	3	8		9	4			
	5	4	1		3			

Puzzle #24

EASY

		3		5				
5		9	1	7	4	2		
	6	2				4	5	7
			4				1	
			5	3			4	
4		1			9	3	2	6
3				2	7	6	8	
		6	8	1	5	9		4
				4		1	7	

Puzzle #25
EASY

9			8			4		1
	4	3		9				5
			1				9	7
7				8			6	4
	9	6			7	1	8	2
		2	9		1			
8			7					
6		5		1	9	2		
2			4	5			7	6

Puzzle #26
EASY

	4	1						
	6		5			2		1
	2		1	3	8			
	5						4	2
2							1	
4					6	3	8	
6		4	3				7	9
	3					5	2	4
	7	2		4	1		3	8

Puzzle #27
EASY

				2		8	4	9
		4					3	
	5		4				1	
7		8				1		2
	2		6	8				
5	6		1				8	4
4	7			1		3		8
2	3		8	5	7			1
9					3	6		

Puzzle #28
EASY

3	9	1		6		7		5
					7	1		2
4			5	9				
	4		8		5			
		6	4	7	9	5	1	
9		8			3			
			1	8				9
	6	1					3	4
5	8	4				2		

Puzzle #29
EASY

3	5	6			2			1
8			5		1			
	1		3		6			4
6		1			8			
			6		7	3	8	9
	7	8	4	3			1	6
2		5				9	4	7
4				5				8
				8				3

Puzzle #30
EASY

4				9		6	7	
	6	9		7	2			
	5	2			4			9
5		1					3	
9								1
2		7					8	
				3	1	5	2	8
		3	6	5	8	7		4
8		5	2		7		6	

Puzzle #31
EASY

	6	2	3		8		4	
	7			4		6	2	
4	5		1	2		8		
		9			3		6	
	8	7		6	2		9	4
3	2				7	5	8	1
6		8	2	5		4		7
2						9	1	
					9			

Puzzle #32

EASY

			4	2	3	8		1
1					6	9		4
			9	8			5	7
4						3	1	
8		9						
	3		7	6	4	5	9	
				9		8		
9	8			5	2			
3	5			1	7	4		9

Puzzle #33
EASY

	8					4		2
		2	3			1	9	
	4			2	9			
4					1		5	9
		7				3	1	
2		5			3	8		7
3		4	1			7		6
	2			6	7		3	8
7			5	3	2			

Puzzle #34

EASY

		8	6	7		9		5
7	6			3			8	
4					2	1		6
6	7	9		2	5	3	1	
		1				6		
3								4
2	3		1			8	5	
					8	7	6	3
				6	9			

Puzzle #35

EASY

3			2	8	5	4	6	
7		8		1	6			
5	6		7					
1		6						
			3	6	1	5		
		5					7	1
		9			3	8	5	
4	1		8			3		6
	5	3			2			9

Puzzle #36
EASY

7			3		5			
	3						4	
	6	2	9			1		3
3			8			6	7	
			4		3	9		
9	4	8			2	3		
		1	7		8	4		
4		3		6	1	5	9	7
			3	4	2			

Puzzle #37
EASY

2	3			6				
5			4			2		
9	6		2			4	3	7
				4		5	8	
4		3	8	7				
6					1		4	9
3			7			1		8
			1	9				5
	7		3	8	5	9		

Puzzle #38
EASY

						7	9	
	2			3	7			1
				1	9	8	5	2
	4		1				6	
5		7			4	3		
	6	9	2					4
		3			1	5	8	
6		4			8	2		7
1		8	5	2	6	4		

Puzzle #39
EASY

9	4	2			8	1		3
	7			2			4	
3			1					8
	1	8			4		3	
2				1	6	5	8	
	6				5	9	2	
				7			6	9
6		5		8	9			
		4	3		1		5	

Puzzle #40

EASY

4				5		8	9	
7			4	2		6		3
	5		9		8			
					4		7	6
9			6				2	
	4	5		3	7			9
	6	4	7		2	9		
	2		5					8
	3			6		4	1	

Puzzle #41

EASY

	5		1	4		7	2	
1	6	4		7				9
6		1		2	7			3
8		9		1	4	6	7	
				8		2	4	1
3	7	6	8		5			
2	9	5			1	3		7
			7					

Puzzle #42

EASY

2			1					9
			2					
	1			4		5		
8			4		6			7
	2		8	1	9			4
9	4	6		5	7	8	1	2
			9		4	6	8	
	9		5					
7	8	4		3	1	2		5

Puzzle #43

EASY

1			8	2				4
	2	4					6	
					9		2	
9		2		8	1	4		7
	5		2				9	
8		7	6			2		3
3					8	7	1	2
	7		1	5		8		6
6		1	4	7			3	

Puzzle #44

EASY

	6	9		3			8	1
	1	7					6	
		8			6	3		
					8		7	6
9			7			8	1	2
	7		6			5	3	
5		1	8	9		6		
7	9			6				
			2		7	1		3

Puzzle #45
EASY

	8							
4		1					5	8
	6		5		3		9	
9	5	2	3	4	8	7		6
8	1	4		7		5		
		6			9			4
	2			6		8	7	
		5		3	1	9	4	
3					2			5

Puzzle #46
EASY

		7	3				6	8	
3		4	8						2
	8	6	1		4	7	3	
7		1		3	9		5	
	9					3		6
	4				2			1
2			9			5	6	7
			7				2	
	7	5		6		8		9

Puzzle #47

EASY

6		1	5			8		2
2				1		3	5	
7			4		2			
1		2			8		4	9
4		5					3	
9			2	4				5
		4			3	7		
	2			7		4	1	
8		7	6	2	4		9	

Puzzle #48
EASY

5	7	9		1	4	3		
2			9	6	3			
		6		8		9	2	1
6				3	9	2		
9			5				8	
7	2	5	8					
		2	4	7		6		3
		4				7		5
	9		6		1		4	

Puzzle #49

EASY

		5	8			2		
7	6	2	9		5		8	
	8	1				5		9
	5	3		6				8
6	9		4		2	7	3	
2		7	3	9				
8				1		3		
					3			4
5		4	6			8	1	7

Puzzle #50
EASY

					8	4	7	5
8	9					2		
	7	1	5		2		9	8
1	4				5	8	3	
		2				7		4
							1	
5	8	7		2				
		6		1	4	3	5	7
3	1			5	9		2	

Puzzle #51
EASY

		3		7		2		8
				5	8		9	
	5	9		6	2		4	
		4		1	9	5		6
5						1	7	
	8	7	6	4			2	9
	7	1	5	9				
2	4						6	
	3	5	8					

Puzzle #52
EASY

	6	3	2				5	
		7	9	4	6			
	1		5	3		6		8
6						7		5
7		1	6				8	
	2	5	8	7		1	6	
1		2						
	7			1		3		2
3	9	4	7	5				

Puzzle #53

EASY

	5			6	2		8	4
8				1	4		7	
7				3		6	1	2
9		8	4	2	3		6	5
6			8			4		9
5		1					9	
2	9				1	7	5	
				5	9		4	

Puzzle #54

EASY

			5			4	9	
				4	9	8	7	
9	4							3
3	9		2		4		5	8
7	1							
5	2		3	1	8		6	
8	3			5	1		4	6
6				8		9	3	7
4	7		6					

Puzzle #55
EASY

	7	2	1	6	4	8	3	
	1	4	8		5			7
		8	2				6	1
			6		3		2	4
				1		7		6
				4			5	9
1					7		4	
	9	6		8				
	8	5		2			1	3

Puzzle #56
EASY

			7	2	1		8	
		6	3	5				
2					9	7	4	
6		5	1	4		9		3
	8	3						2
1		7		3	2	8		
	1		5	9				8
5		9			3		2	
	4			1			6	

Puzzle #57

EASY

1	4		3		2	9		8
5	9	3			8			
	7			4		5	6	3
		2		9		4		
				2				9
9	8			1	6	2	3	
		7		2				4
6			7			3		
4			9	6	3	7		

Puzzle #58
EASY

5	7			4	6	8		
1							4	9
		8	1		3		2	7
7	9		6	3	2			
	3	5	7	1	8		9	
				5		4		2
			3			2		
		9	4	8			1	
						9	8	4

Puzzle #59

EASY

	5		8		3			6
	8			2	1			
	1	4	6					
	6				5		9	7
2	9	5	1			4		
		8	9	6	2			
		6		8			1	
				1		8	3	5
	7	1	3	5		6	2	

Puzzle #60

EASY

6		9		4	2			
			6			9	3	
			9	1	7			5
3	9		2	6				8
2		6	5		1			
4	7	5	8	9				
	3	4	7			2		
1					5	3	8	9
				3			4	6

Puzzle #61

EASY

5		7	3	8				4
		4			6			
		9		1	2			8
2					4	8		9
		6			7	4		
	3			9			1	
	1	3	8	4			2	
9			6	7	1	3		5
6			9					1

Puzzle #62

EASY

		8	1	3	7			4
7	3	9		8			1	6
				5		8		
9		5						7
6	2	4	5		8			
					1	6		5
2	7		8	6		1		9
	5		9	2	3			
		6					3	

Puzzle #63

EASY

		1			7			5
			3			6		9
	9			5	4			
	9	4	1	8				3
8				3			2	6
5		7	6	9		4	8	
	2		5		3	1	6	
6						7		
1			8			3		2

Puzzle #64

EASY

5		3	2					
6	9		3				2	
			9		5			
4	5	8			6	2	3	
	3						4	9
7	6						8	
	8	2	5	7	3			1
		6			1	9		
		5	6		9	8		3

Puzzle #65
EASY

9		5		1	7	8		4
	8	4					1	7
1			9				5	
	5	7	2					9
2			4	9		1		
		9			3		6	
5	4					7		
		3	5					
6		1	7	3	8	2		5

Puzzle #66
EASY

8	7				3	6	5	
1	2			8	5	4		
	4	3			9	2		7
				7			9	
2	8	5		4				
	9		5			8		
		8	2	5	1		4	
7	5					3		
		1		3		9		5

Puzzle #67
EASY

1			4			7		2
5		2						3
		7		3	5			
		8	3				1	
	1		5		2		4	6
4	2			1		9		7
9	8				1	5		
		1		8	4	3		9
2	6			5				8

Puzzle #68

EASY

4					9		1	
1	3			8				9
	6		2			5	3	
		1		2				
	5	9	4			1		3
	4	2		3	5			7
	1		8	4				2
2				6	1	8	7	4
5		4	7					

Puzzle #69

EASY

5								1
	9		5				3	7
	3	1	6		8	9		
7	5	3	9	4	1		8	
	8	6	2		3		7	
9			7		6		4	
3		5			2		1	8
8	6				5		9	
					7			5

Puzzle #70

EASY

							1	4
5	8	6	9		4			
		1		7		6	8	
6		8		4		9		1
	7	9	8					
	3			6	9		2	
			4		3		5	7
			7		6	2	9	3
	5	7		9	1			6

Puzzle #71
EASY

1	6	4			3			
		7		2		1		8
		5			4			
					9			1
9	2		5		6			
4			8	7	2		3	
5	7	9	2	6	8			
6	3			5	7		2	9
8			9	3		7		

Puzzle #72

EASY

7		8		2				5
	5		1	6		8		
			5			2	4	6
6	1			3				8
		5			6	1		7
2						9	6	4
5	3	7		1				
	2				5	6	8	1
			9	4			5	

Puzzle #73
EASY

		5	6				4	
	9		3		4	5	7	6
			7					1
	8	4		7		6		
		2		4		1	5	
	3		2				9	7
	4	6			7		1	9
8				9	6	3		
	5	9	8		2			4

Puzzle #74

EASY

6		9						
5			1	6		7		9
1			8			5	6	2
	8	7	3				2	
		5	7		4		8	6
	6	1				3		
3			6	7		2		
8				2	3	9	7	
7			9		8		4	

Puzzle #75
EASY

	4	6	8	7			5	9	
1				6	3			
		7						
				5		6	4	
4			7			1		5
	5	3	1	4	9	7		
	6		3	5			2	7
			6				1	8
9		2		1				6

Puzzle #76

EASY

6			9	8			4	
	9				2	6	7	
2	1	8		6		9		5
	2				1			4
5				9				2
	6	3		4	5	8		
7			3	1			5	
	5	9	4			7		
4	3	6						9

Puzzle #77
EASY

	9		8				2	
			9			8	4	
				4	2	7	9	6
	7	3	1	9				
	6	2	7				3	1
1	5	9		2		6		8
			4	1	7		6	
				3		2	8	
	4	5		8	9			

Puzzle #78
EASY

	4	5	9					
6					7	9		
8	7	9				5	4	
7			6			2		3
				1	5	4		9
	8	4		3	2		5	
		6			3	8	2	
4	1			6	8			
2	3		5	4	9			7

Puzzle #79

EASY

				7				
4						1		7
						8	2	3
		5	4		8			1
8	9	6	7		1	2	4	5
7	4		2		5		9	
	8	9	5		7			
		4	3			5	1	9
5	6						8	2

Puzzle #80
EASY

8	9	7	3	6	2		5	1
5	4					7		3
2			4	5				6
9	6	8						
		1	7				9	
	2		9	1				
			8		4	2		7
3								
	7		6	9		8		

Puzzle #81
EASY

	4		9		7			
6	5		1		3			
9		3		2		4	1	
2	9	8		1				6
5	6		3	8		9		1
	3		5	9			2	
	8		2		9		5	
					1		9	4
						2		8

Puzzle #82
EASY

		9	1			5	7	
		7		6				
8						1	3	6
5	9				3	6		4
	8	1	4	2				5
6	7	4		9			2	
	5	3			7			1
2			3		4			
		6			2	8	5	

Puzzle #83
EASY

2	8		1	6				7
		9	8		5			6
5	4							8
			9	8	1		6	3
	5			4				
	3		2			7		
		7		1	2	3		5
1					8			
3	2			9	7	8		4

Puzzle #84
EASY

3	2				7	5		
1		6		2		3		
		7	3					
	7	3		9				5
9				3				
6			7	1	4	9	3	8
7		1				2	9	
	3	5			2			
	8			6		7		4

Puzzle #85

EASY

		8		6	3			
5	6	3						2
		2					4	
			3	7			2	
9					5	1		4
		4			1		7	6
1	7		5	4		3		9
3						2		7
2	8	5	7				4	1

Puzzle #86

EASY

		2	1				5		6
	6				8	2	4	9
5	4		2					
4					5	1		
1			6	3			8	
	3	6	8					5
	5		4	8			3	
		3	7		1	4		2
	1		3		6	8	9	

Puzzle #87
EASY

8	2			9	1		4	
			8	7				6
7					6	9		3
1				8				
6	8		2		5	7		1
		7			3	2	6	
9					2			5
			1		9	8	7	
	1	3	7				9	4

Puzzle #88
EASY

7		4		3			1	6
2	5	6		9				3
1							5	8
6	7		4	2		3		
		8	9		6		2	
		1	8	7	3			9
8				5	9	1	6	
	6							2
9	1		6					

Puzzle #89

EASY

9	7			5	3			6
		6	7	8	4			
	4		2	9	6	3	8	
		3			2		7	8
5				6	1			
4			8					
	6	1	3				4	
7	2		4			8		
	5	4				9		2

Puzzle #90
EASY

4			2		3	1	7	
9	8	3	6	1	7			2
				9			3	
2	3					4		
	1		8	6				
6			5		2	7		
	2		3		8			
			1				6	7
3		1		4	6			5

Puzzle #91
EASY

		1	9		8	3	7	
		5		6		1	8	
				3		2		
7			3			6	5	9
		6		9	5	8		
3				7			2	1
5	7				2		6	
1						7	4	
	9			8		5	1	

Puzzle #92

EASY

	8	4	6	7				
3	1	7		4	2			6
2		6	8	1	3			
8	5			9	1		3	
			2			1		
			3	8	6		7	5
						9		
6		1				4		8
9	2				5		1	3

Puzzle #93

EASY

2						5		
	5	8	4			3	9	7
	4		3			8	2	
3			1		6	9		8
			2	9	3	6	7	
		9		5	8		3	2
7	1							
8			5	2	1		4	9
4		2	8					

Puzzle #94

EASY

8				1	2			
	2	1		7		4		6
	7	5			3			2
					8	1		4
	9	3	6				2	8
4				2	5	7		
				3			8	
5		9	2	8	1			7
	8		9		6		3	1

Puzzle #95

EASY

				1	9	4		
	6				4			5
4				3		9	1	
		1						
6	9			5		3		8
5		3	2	4				
2	5		4	7	1		9	
	8				2		7	1
9	1		3	8	6		5	

Puzzle #96

EASY

				5	8	1	9	
7		8		1			3	
	5							
8	5	3	2	6				
	6	4		7			5	1
				8	4			2
	7		1			5		
		1			5	9		3
5	8	2	7	3	9	4		6

Puzzle #97
EASY

		2	9			7		6
7	4		2			5		9
	9	5			7	4		
					4			3
	6	9			3		8	7
2		8		9	1	6	4	
	5							
9	2						7	1
1		6		7	9	3	5	2

Puzzle #98

EASY

	6	9	5		7		8	
	7			6		1		
2				1			6	
	4	5				2	3	8
8	2				5			9
7					8		4	5
6		1			3	9		
	8				1	3		
			6	4		8	5	

Puzzle #99
EASY

5			4	2		9		8
1	2	4			9			
6	8		5					1
					6	4		9
	6		9	1		7		3
	9	7			2	8	1	
9		5					7	
			7	9			8	
			2	4	3			

Puzzle #100

EASY

1	6	9	8					4
2	3		5					
7								9
	2						6	5
				3		7	9	
		7	9	6	2			1
8	9	2	1		3	4	7	
	7					9		
4	1	3			6	5		8

Puzzle # 1

9	5	7	8	4	1	3	2	6
2	6	4	7	9	3	5	1	8
3	8	1	2	6	5	7	9	4
7	9	5	3	8	4	2	6	1
8	4	3	1	2	6	9	5	7
6	1	2	9	5	7	4	8	3
4	2	6	5	7	8	1	3	9
1	7	9	6	3	2	8	4	5
5	3	8	4	1	9	6	7	2

Puzzle # 2

9	6	5	1	8	3	2	4	7
3	2	7	5	9	4	8	6	1
1	8	4	6	7	2	5	3	9
5	7	1	2	6	8	3	9	4
8	4	9	3	1	5	6	7	2
6	3	2	9	4	7	1	8	5
4	1	3	7	2	6	9	5	8
7	9	6	8	5	1	4	2	3
2	5	8	4	3	9	7	1	6

Puzzle # 3

3	8	5	6	7	9	4	1	2
1	7	6	2	4	8	3	9	5
2	9	4	3	5	1	8	6	7
7	4	3	8	1	2	9	5	6
5	6	2	4	9	7	1	3	8
8	1	9	5	6	3	7	2	4
6	2	1	7	3	4	5	8	9
9	5	7	1	8	6	2	4	3
4	3	8	9	2	5	6	7	1

Puzzle # 4

2	7	5	8	4	1	3	6	9
3	8	4	9	5	6	2	7	1
6	9	1	7	3	2	5	8	4
5	1	3	6	2	8	4	9	7
9	2	8	4	7	5	6	1	3
4	6	7	3	1	9	8	5	2
7	5	9	2	8	4	1	3	6
8	4	6	1	9	3	7	2	5
1	3	2	5	6	7	9	4	8

Puzzle # 5

8	4	9	1	3	7	2	6	5
7	5	1	8	6	2	9	4	3
2	3	6	4	9	5	7	1	8
5	6	3	9	8	4	1	7	2
4	8	7	2	5	1	6	3	9
1	9	2	3	7	6	8	5	4
9	2	4	7	1	3	5	8	6
3	7	5	6	2	8	4	9	1
6	1	8	5	4	9	3	2	7

Puzzle # 6

1	3	6	2	7	8	9	4	5
9	4	8	5	1	3	7	2	6
2	7	5	9	6	4	3	8	1
5	8	4	3	2	7	6	1	9
3	1	2	6	9	5	4	7	8
6	9	7	8	4	1	2	5	3
7	2	9	1	8	6	5	3	4
8	6	3	4	5	2	1	9	7
4	5	1	7	3	9	8	6	2

Puzzle # 7

2	9	7	4	6	5	3	8	1
4	3	1	7	9	8	2	6	5
8	6	5	3	2	1	7	9	4
9	4	2	5	7	6	8	1	3
1	8	3	2	4	9	5	7	6
7	5	6	8	1	3	4	2	9
6	2	4	9	3	7	1	5	8
5	7	9	1	8	4	6	3	2
3	1	8	6	5	2	9	4	7

Puzzle # 8

4	9	1	8	3	5	7	2	6
2	8	6	7	9	1	5	4	3
7	5	3	2	6	4	9	1	8
3	1	9	4	7	2	6	8	5
6	7	8	5	1	3	2	9	4
5	2	4	9	8	6	3	7	1
8	6	2	1	5	9	4	3	7
1	4	5	3	2	7	8	6	9
9	3	7	6	4	8	1	5	2

Puzzle # 9

8	5	2	3	7	9	4	1	6
3	6	4	2	8	1	7	9	5
9	1	7	6	4	5	2	8	3
5	8	3	9	2	6	1	7	4
7	4	9	5	1	8	6	3	2
6	2	1	7	3	4	8	5	9
4	7	6	1	5	3	9	2	8
2	3	8	4	9	7	5	6	1
1	9	5	8	6	2	3	4	7

Puzzle # 10

7	2	8	4	1	9	5	6	3
1	5	4	7	6	3	2	8	9
6	9	3	2	8	5	4	7	1
4	1	5	3	2	8	6	9	7
8	6	9	1	7	4	3	2	5
2	3	7	9	5	6	1	4	8
9	4	1	8	3	2	7	5	6
5	7	2	6	9	1	8	3	4
3	8	6	5	4	7	9	1	2

Puzzle # 11

9	4	7	6	2	5	1	3	8
3	2	6	8	1	9	4	7	5
8	5	1	3	7	4	2	9	6
2	6	9	7	8	1	3	5	4
7	3	8	4	5	6	9	2	1
5	1	4	9	3	2	6	8	7
6	7	3	2	4	8	5	1	9
4	8	5	1	9	3	7	6	2
1	9	2	5	6	7	8	4	3

Puzzle # 12

5	3	2	4	1	8	6	9	7
8	1	4	7	6	9	2	5	3
6	7	9	3	2	5	4	1	8
9	8	7	6	4	2	5	3	1
4	5	3	9	7	1	8	2	6
2	6	1	5	8	3	7	4	9
1	9	6	8	5	4	3	7	2
3	4	8	2	9	7	1	6	5
7	2	5	1	3	6	9	8	4

Puzzle # 13

5	1	4	2	7	6	3	8	9
9	2	7	8	5	3	6	4	1
8	3	6	1	9	4	7	5	2
2	6	8	9	1	7	5	3	4
7	5	3	6	4	2	1	9	8
4	9	1	3	8	5	2	6	7
3	4	9	5	2	1	8	7	6
6	8	2	7	3	9	4	1	5
1	7	5	4	6	8	9	2	3

Puzzle # 14

2	3	7	5	6	4	8	9	1
4	6	1	2	9	8	3	5	7
5	8	9	7	3	1	6	4	2
3	7	4	1	2	6	5	8	9
9	1	2	8	5	3	7	6	4
6	5	8	4	7	9	1	2	3
1	2	3	6	4	5	9	7	8
7	9	6	3	8	2	4	1	5
8	4	5	9	1	7	2	3	6

Puzzle # 15

3	6	7	5	2	8	4	9	1
1	2	8	9	6	4	3	7	5
4	9	5	3	1	7	2	6	8
5	3	1	8	9	6	7	4	2
2	7	6	1	4	5	9	8	3
8	4	9	7	3	2	5	1	6
9	5	2	6	7	1	8	3	4
6	8	3	4	5	9	1	2	7
7	1	4	2	8	3	6	5	9

Puzzle # 16

8	1	3	7	4	9	6	2	5
7	2	4	6	8	5	1	3	9
9	5	6	3	2	1	7	8	4
3	8	9	2	1	4	5	7	6
4	6	1	5	3	7	8	9	2
2	7	5	8	9	6	4	1	3
6	3	2	4	7	8	9	5	1
1	4	8	9	5	3	2	6	7
5	9	7	1	6	2	3	4	8

Puzzle # 17

5	1	7	6	2	9	8	4	3
6	4	3	8	5	1	7	2	9
2	9	8	7	4	3	5	1	6
1	3	5	2	6	8	4	9	7
4	7	2	1	9	5	6	3	8
8	6	9	3	7	4	1	5	2
3	8	6	5	1	2	9	7	4
7	5	4	9	3	6	2	8	1
9	2	1	4	8	7	3	6	5

Puzzle # 18

3	9	8	4	1	7	6	5	2
2	7	1	5	6	9	8	3	4
6	5	4	2	3	8	9	7	1
4	1	2	3	8	6	5	9	7
9	3	5	7	4	2	1	6	8
7	8	6	1	9	5	4	2	3
5	4	7	9	2	1	3	8	6
1	6	9	8	7	3	2	4	5
8	2	3	6	5	4	7	1	9

Puzzle # 19

7	1	3	6	8	5	2	4	9
5	4	8	2	9	7	3	1	6
2	6	9	1	4	3	5	8	7
3	7	2	5	1	9	8	6	4
4	8	1	3	2	6	7	9	5
9	5	6	8	7	4	1	2	3
1	3	4	9	5	8	6	7	2
6	2	7	4	3	1	9	5	8
8	9	5	7	6	2	4	3	1

Puzzle # 20

1	6	7	3	8	5	4	9	2
5	2	4	6	9	1	7	8	3
8	9	3	4	7	2	5	6	1
9	3	1	2	4	6	8	5	7
7	4	2	5	3	8	9	1	6
6	8	5	9	1	7	3	2	4
3	1	9	8	6	4	2	7	5
2	7	8	1	5	3	6	4	9
4	5	6	7	2	9	1	3	8

Puzzle # 21

1	9	5	7	8	4	6	3	2
3	8	6	2	1	9	7	5	4
2	7	4	3	6	5	8	1	9
5	3	7	4	2	6	9	8	1
4	1	9	8	3	7	2	6	5
8	6	2	9	5	1	4	7	3
7	2	1	6	4	3	5	9	8
6	5	8	1	9	2	3	4	7
9	4	3	5	7	8	1	2	6

Puzzle # 22

5	3	9	2	4	1	8	6	7
6	2	4	3	8	7	1	9	5
7	8	1	9	5	6	3	4	2
4	9	2	1	7	3	5	8	6
8	6	5	4	2	9	7	3	1
3	1	7	8	6	5	9	2	4
9	7	6	5	3	2	4	1	8
1	5	8	6	9	4	2	7	3
2	4	3	7	1	8	6	5	9

Puzzle # 23

4	7	3	9	2	8	1	5	6
6	8	5	4	3	1	7	2	9
1	9	2	7	5	6	3	8	4
5	1	9	6	8	7	4	3	2
8	2	6	3	4	5	9	7	1
3	4	7	2	1	9	8	6	5
9	6	1	8	7	2	5	4	3
2	3	8	5	9	4	6	1	7
7	5	4	1	6	3	2	9	8

Puzzle # 24

7	4	3	2	5	6	8	9	1
5	8	9	1	7	4	2	6	3
1	6	2	3	9	8	4	5	7
9	3	7	4	6	2	5	1	8
6	2	8	5	3	1	7	4	9
4	5	1	7	8	9	3	2	6
3	1	4	9	2	7	6	8	5
2	7	6	8	1	5	9	3	4
8	9	5	6	4	3	1	7	2

Puzzle # 25

9	6	7	8	2	5	4	3	1
1	4	3	7	9	6	8	2	5
5	2	8	1	3	4	6	9	7
7	5	1	2	8	3	9	6	4
3	9	6	5	4	7	1	8	2
4	8	2	9	6	1	7	5	3
8	3	4	6	7	2	5	1	9
6	7	5	3	1	9	2	4	8
2	1	9	4	5	8	3	7	6

Puzzle # 26

7	4	1	6	2	9	8	5	3
3	6	8	5	7	4	2	9	1
9	2	5	1	3	8	4	6	7
8	5	6	7	1	3	9	4	2
2	9	3	4	8	5	7	1	6
4	1	7	2	9	6	3	8	5
6	8	4	3	5	2	1	7	9
1	3	9	8	6	7	5	2	4
5	7	2	9	4	1	6	3	8

Puzzle # 27

6	1	7	3	2	5	8	4	9
8	9	4	7	6	1	2	3	5
3	5	2	4	9	8	7	1	6
7	4	8	5	3	9	1	6	2
1	2	9	6	8	4	5	7	3
5	6	3	1	7	2	9	8	4
4	7	5	9	1	6	3	2	8
2	3	6	8	5	7	4	9	1
9	8	1	2	4	3	6	5	7

Puzzle # 28

3	9	1	2	6	8	7	4	5
8	6	5	3	4	7	1	9	2
4	7	2	5	9	1	3	8	6
1	4	7	8	2	5	9	6	3
2	3	6	4	7	9	5	1	8
9	5	8	6	1	3	4	2	7
7	2	3	1	8	4	6	5	9
6	1	9	7	5	2	8	3	4
5	8	4	9	3	6	2	7	1

Puzzle # 29

3	5	6	8	4	2	7	9	1
8	4	9	5	7	1	6	3	2
7	1	2	3	9	6	8	5	4
6	3	1	9	2	8	4	7	5
5	2	4	6	1	7	3	8	9
9	7	8	4	3	5	2	1	6
2	8	5	1	6	3	9	4	7
4	6	3	7	5	9	1	2	8
1	9	7	2	8	4	5	6	3

Puzzle # 30

4	1	8	3	9	5	6	7	2
3	6	9	1	7	2	8	4	5
7	5	2	8	6	4	3	1	9
5	8	1	4	2	6	9	3	7
9	4	6	7	8	3	2	5	1
2	3	7	5	1	9	4	8	6
6	7	4	9	3	1	5	2	8
1	2	3	6	5	8	7	9	4
8	9	5	2	4	7	1	6	3

Puzzle # 31

9	6	2	3	7	8	1	4	5
8	7	1	9	4	5	6	2	3
4	5	3	1	2	6	8	7	9
5	4	9	8	1	3	7	6	2
1	8	7	5	6	2	3	9	4
3	2	6	4	9	7	5	8	1
6	9	8	2	5	1	4	3	7
2	3	5	7	8	4	9	1	6
7	1	4	6	3	9	2	5	8

Puzzle # 32

5	9	7	4	2	3	8	6	1
1	2	8	5	7	6	9	3	4
6	4	3	9	8	1	2	5	7
4	7	5	2	9	8	3	1	6
8	6	9	1	3	5	7	4	2
2	3	1	7	6	4	5	9	8
7	1	2	3	4	9	6	8	5
9	8	4	6	5	2	1	7	3
3	5	6	8	1	7	4	2	9

Puzzle # 33

9	8	3	6	1	5	4	7	2
6	7	2	3	8	4	1	9	5
5	4	1	7	2	9	6	8	3
4	3	6	8	7	1	2	5	9
8	9	7	2	5	6	3	1	4
2	1	5	9	4	3	8	6	7
3	5	4	1	9	8	7	2	6
1	2	9	4	6	7	5	3	8
7	6	8	5	3	2	9	4	1

Puzzle # 34

1	2	8	6	7	4	9	3	5
7	6	5	9	3	1	4	8	2
4	9	3	5	8	2	1	7	6
6	7	9	4	2	5	3	1	8
5	4	1	8	9	3	6	2	7
3	8	2	7	1	6	5	9	4
2	3	6	1	4	7	8	5	9
9	1	4	2	5	8	7	6	3
8	5	7	3	6	9	2	4	1

Puzzle # 35

3	9	1	2	8	5	4	6	7
7	4	8	9	1	6	2	3	5
5	6	2	7	3	4	1	9	8
1	8	6	5	2	7	9	4	3
9	7	4	3	6	1	5	8	2
2	3	5	4	9	8	6	7	1
6	2	9	1	7	3	8	5	4
4	1	7	8	5	9	3	2	6
8	5	3	6	4	2	7	1	9

Puzzle # 36

7	1	4	3	2	5	8	6	9
5	3	9	1	8	6	7	4	2
8	6	2	9	4	7	1	5	3
3	2	5	8	1	9	6	7	4
1	7	6	4	5	3	9	2	8
9	4	8	6	7	2	3	1	5
2	5	1	7	9	8	4	3	6
4	8	3	2	6	1	5	9	7
6	9	7	5	3	4	2	8	1

Puzzle # 37

2	3	4	9	6	7	8	5	1
5	8	7	4	1	3	2	9	6
9	6	1	2	5	8	4	3	7
7	1	9	6	4	2	5	8	3
4	5	3	8	7	9	6	1	2
6	2	8	5	3	1	7	4	9
3	9	5	7	2	4	1	6	8
8	4	2	1	9	6	3	7	5
1	7	6	3	8	5	9	2	4

Puzzle # 38

4	8	1	6	5	2	7	9	3
9	2	5	8	3	7	6	4	1
7	3	6	4	1	9	8	5	2
8	4	2	1	7	3	9	6	5
5	1	7	9	6	4	3	2	8
3	6	9	2	8	5	1	7	4
2	9	3	7	4	1	5	8	6
6	5	4	3	9	8	2	1	7
1	7	8	5	2	6	4	3	9

Puzzle # 39

9	4	2	6	5	8	1	7	3
8	7	1	9	2	3	6	4	5
3	5	6	1	4	7	2	9	8
5	1	8	2	9	4	7	3	6
2	3	9	7	1	6	5	8	4
4	6	7	8	3	5	9	2	1
1	8	3	5	7	2	4	6	9
6	2	5	4	8	9	3	1	7
7	9	4	3	6	1	8	5	2

Puzzle # 40

4	1	2	3	5	6	8	9	7
7	9	8	4	2	1	6	5	3
3	5	6	9	7	8	2	4	1
2	8	3	1	9	4	5	7	6
9	7	1	6	8	5	3	2	4
6	4	5	2	3	7	1	8	9
8	6	4	7	1	2	9	3	5
1	2	9	5	4	3	7	6	8
5	3	7	8	6	9	4	1	2

Puzzle # 41

9	5	3	1	4	6	7	2	8
7	8	2	9	5	3	1	6	4
1	6	4	2	7	8	5	3	9
6	4	1	5	2	7	8	9	3
8	2	9	3	1	4	6	7	5
5	3	7	6	8	9	2	4	1
3	7	6	8	9	5	4	1	2
2	9	5	4	6	1	3	8	7
4	1	8	7	3	2	9	5	6

Puzzle # 42

2	7	8	1	6	5	4	3	9
4	6	5	2	9	3	1	7	8
3	1	9	7	4	8	5	2	6
8	3	1	4	2	6	9	5	7
5	2	7	8	1	9	3	6	4
9	4	6	3	5	7	8	1	2
1	5	2	9	7	4	6	8	3
6	9	3	5	8	2	7	4	1
7	8	4	6	3	1	2	9	5

Puzzle # 43

1	9	3	8	2	6	5	7	4
7	2	4	3	1	5	6	8	9
5	6	8	7	4	9	3	2	1
9	3	2	5	8	1	4	6	7
4	5	6	2	3	7	1	9	8
8	1	7	6	9	4	2	5	3
3	4	5	9	6	8	7	1	2
2	7	9	1	5	3	8	4	6
6	8	1	4	7	2	9	3	5

Puzzle # 44

2	6	9	5	3	4	7	8	1
3	1	7	9	8	2	4	6	5
4	5	8	1	7	6	3	2	9
1	4	5	3	2	8	9	7	6
9	3	6	7	4	5	8	1	2
8	7	2	6	1	9	5	3	4
5	2	1	8	9	3	6	4	7
7	9	3	4	6	1	2	5	8
6	8	4	2	5	7	1	9	3

Puzzle # 45

5	8	3	9	1	4	6	2	7
4	9	1	6	2	7	3	5	8
2	6	7	5	8	3	4	9	1
9	5	2	3	4	8	7	1	6
8	1	4	2	7	6	5	3	9
7	3	6	1	5	9	2	8	4
1	2	9	4	6	5	8	7	3
6	7	5	8	3	1	9	4	2
3	4	8	7	9	2	1	6	5

Puzzle # 46

1	2	7	3	9	5	6	8	4
3	5	4	8	7	6	1	9	2
9	8	6	1	2	4	7	3	5
7	6	1	4	3	9	2	5	8
8	9	2	5	1	7	3	4	6
5	4	3	6	8	2	9	7	1
2	3	8	9	4	1	5	6	7
6	1	9	7	5	8	4	2	3
4	7	5	2	6	3	8	1	9

Puzzle # 47

6	4	1	5	3	9	8	7	2
2	9	8	7	1	6	3	5	4
7	5	3	4	8	2	9	6	1
1	7	2	3	5	8	6	4	9
4	8	5	9	6	1	2	3	7
9	3	6	2	4	7	1	8	5
5	6	4	1	9	3	7	2	8
3	2	9	8	7	5	4	1	6
8	1	7	6	2	4	5	9	3

Puzzle # 48

5	7	9	2	1	4	3	6	8
2	8	1	9	6	3	5	7	4
4	3	6	7	8	5	9	2	1
6	4	8	1	3	9	2	5	7
9	1	3	5	2	7	4	8	6
7	2	5	8	4	6	1	3	9
1	5	2	4	7	8	6	9	3
8	6	4	3	9	2	7	1	5
3	9	7	6	5	1	8	4	2

Puzzle # 49

9	4	5	8	3	1	2	7	6
7	6	2	9	4	5	1	8	3
3	8	1	2	7	6	5	4	9
4	5	3	1	6	7	9	2	8
6	9	8	4	5	2	7	3	1
2	1	7	3	9	8	4	6	5
8	7	6	5	1	4	3	9	2
1	2	9	7	8	3	6	5	4
5	3	4	6	2	9	8	1	7

Puzzle # 50

2	6	3	1	9	8	4	7	5
8	9	5	4	3	7	2	6	1
4	7	1	5	6	2	9	8	3
1	4	9	2	7	5	8	3	6
6	5	2	3	8	1	7	9	4
7	3	8	9	4	6	5	1	2
5	8	7	6	2	3	1	4	9
9	2	6	8	1	4	3	5	7
3	1	4	7	5	9	6	2	8

Puzzle # 51

4	6	3	9	7	1	2	5	8
7	1	2	4	5	8	6	9	3
8	5	9	3	6	2	7	4	1
3	2	4	7	1	9	5	8	6
5	9	6	2	8	3	1	7	4
1	8	7	6	4	5	3	2	9
6	7	1	5	9	4	8	3	2
2	4	8	1	3	7	9	6	5
9	3	5	8	2	6	4	1	7

Puzzle # 52

4	6	3	2	8	1	9	5	7
8	5	7	9	4	6	2	3	1
2	1	9	5	3	7	6	4	8
6	4	8	1	9	3	7	2	5
7	3	1	6	2	5	4	8	9
9	2	5	8	7	4	1	6	3
1	8	2	3	6	9	5	7	4
5	7	6	4	1	8	3	9	2
3	9	4	7	5	2	8	1	6

Puzzle # 53

1	5	3	7	6	2	9	8	4
8	2	6	9	1	4	5	7	3
7	4	9	5	3	8	6	1	2
4	3	5	1	9	6	8	2	7
9	7	8	4	2	3	1	6	5
6	1	2	8	7	5	4	3	9
5	6	1	2	4	7	3	9	8
2	9	4	3	8	1	7	5	6
3	8	7	6	5	9	2	4	1

Puzzle # 54

1	8	7	5	3	6	4	9	2
2	6	3	1	4	9	8	7	5
9	4	5	8	2	7	6	1	3
3	9	6	2	7	4	1	5	8
7	1	8	9	6	5	3	2	4
5	2	4	3	1	8	7	6	9
8	3	9	7	5	1	2	4	6
6	5	1	4	8	2	9	3	7
4	7	2	6	9	3	5	8	1

Puzzle # 55

9	7	2	1	6	4	8	3	5
6	1	4	8	3	5	2	9	7
5	3	8	2	7	9	4	6	1
8	5	7	6	9	3	1	2	4
3	4	9	5	1	2	7	8	6
2	6	1	7	4	8	3	5	9
1	2	3	9	5	7	6	4	8
4	9	6	3	8	1	5	7	2
7	8	5	4	2	6	9	1	3

Puzzle # 56

9	5	4	7	2	1	3	8	6
8	7	6	3	5	4	2	9	1
2	3	1	8	6	9	7	4	5
6	2	5	1	4	8	9	7	3
4	8	3	9	7	5	6	1	2
1	9	7	6	3	2	8	5	4
7	1	2	5	9	6	4	3	8
5	6	9	4	8	3	1	2	7
3	4	8	2	1	7	5	6	9

Puzzle # 57

1	4	6	3	5	2	9	7	8
5	9	3	6	7	8	1	4	2
2	7	8	1	4	9	5	6	3
3	1	2	8	9	7	4	5	6
7	6	4	2	3	5	8	1	9
9	8	5	4	1	6	2	3	7
8	3	7	5	2	1	6	9	4
6	5	9	7	8	4	3	2	1
4	2	1	9	6	3	7	8	5

Puzzle # 58

5	7	2	9	4	6	8	3	1
1	6	3	8	2	7	5	4	9
9	4	8	1	5	3	6	2	7
7	9	4	6	3	2	1	5	8
2	3	5	7	1	8	4	9	6
8	1	6	5	9	4	3	7	2
4	8	1	3	7	9	2	6	5
6	2	9	4	8	5	7	1	3
3	5	7	2	6	1	9	8	4

Puzzle # 59

9	5	2	8	4	3	1	7	6
6	8	7	5	2	1	9	4	3
3	1	4	6	7	9	5	8	2
1	6	3	4	8	5	2	9	7
2	9	5	1	3	7	4	6	8
7	4	8	9	6	2	3	5	1
5	3	6	2	9	8	7	1	4
4	2	9	7	1	6	8	3	5
8	7	1	3	5	4	6	2	9

Puzzle # 60

6	5	9	3	4	2	8	1	7
7	1	2	6	5	8	9	3	4
8	4	3	9	1	7	6	2	5
3	9	1	2	6	4	5	7	8
2	8	6	5	7	1	4	9	3
4	7	5	8	9	3	1	6	2
9	3	4	7	8	6	2	5	1
1	6	7	4	2	5	3	8	9
5	2	8	1	3	9	7	4	6

Puzzle # 61

5	2	7	3	8	9	1	6	4
1	8	4	7	5	6	2	9	3
3	6	9	4	1	2	5	7	8
2	7	1	5	6	4	8	3	9
8	9	6	1	3	7	4	5	2
4	3	5	2	9	8	6	1	7
7	1	3	8	4	5	9	2	6
9	4	2	6	7	1	3	8	5
6	5	8	9	2	3	7	4	1

Puzzle # 62

5	6	8	1	3	7	9	2	4
7	3	9	4	8	2	5	1	6
1	4	2	6	5	9	8	7	3
9	1	5	3	4	6	2	8	7
6	2	4	5	7	8	3	9	1
3	8	7	2	9	1	6	4	5
2	7	3	8	6	4	1	5	9
4	5	1	9	2	3	7	6	8
8	9	6	7	1	5	4	3	2

Puzzle # 63

4	8	1	9	6	7	2	3	5
7	5	2	3	8	1	6	4	9
3	9	6	2	5	4	8	1	7
2	6	9	4	1	8	5	7	3
8	1	4	7	3	5	9	2	6
5	3	7	6	9	2	4	8	1
9	2	8	5	7	3	1	6	4
6	4	3	1	2	9	7	5	8
1	7	5	8	4	6	3	9	2

Puzzle # 64

5	1	3	2	8	4	7	9	6
6	9	4	3	1	7	5	2	8
8	2	7	9	6	5	3	1	4
4	5	8	1	9	6	2	3	7
2	3	1	7	5	8	4	6	9
7	6	9	4	3	2	1	8	5
9	8	2	5	7	3	6	4	1
3	7	6	8	4	1	9	5	2
1	4	5	6	2	9	8	7	3

Puzzle # 65

9	6	5	3	1	7	8	2	4
3	8	4	6	5	2	9	1	7
1	7	2	9	8	4	3	5	6
8	5	7	2	6	1	4	3	9
2	3	6	4	9	5	1	7	8
4	1	9	8	7	3	5	6	2
5	4	8	1	2	6	7	9	3
7	2	3	5	4	9	6	8	1
6	9	1	7	3	8	2	4	5

Puzzle # 66

8	7	9	4	2	3	6	5	1
1	2	6	7	8	5	4	3	9
5	4	3	1	6	9	2	8	7
6	1	4	3	7	8	5	9	2
2	8	5	9	4	6	1	7	3
3	9	7	5	1	2	8	6	4
9	3	8	2	5	1	7	4	6
7	5	2	6	9	4	3	1	8
4	6	1	8	3	7	9	2	5

Puzzle # 67

1	3	6	4	9	8	7	5	2
5	9	2	1	6	7	4	8	3
8	4	7	2	3	5	6	9	1
6	7	8	3	4	9	2	1	5
3	1	9	5	7	2	8	4	6
4	2	5	8	1	6	9	3	7
9	8	3	7	2	1	5	6	4
7	5	1	6	8	4	3	2	9
2	6	4	9	5	3	1	7	8

Puzzle # 68

4	2	8	3	5	9	7	1	6
1	3	5	6	8	7	2	4	9
9	6	7	2	1	4	5	3	8
3	7	1	9	2	6	4	8	5
6	5	9	4	7	8	1	2	3
8	4	2	1	3	5	6	9	7
7	1	6	8	4	3	9	5	2
2	9	3	5	6	1	8	7	4
5	8	4	7	9	2	3	6	1

Puzzle # 69

5	4	7	3	2	9	8	6	1
6	9	8	5	1	4	3	2	7
2	3	1	6	7	8	9	5	4
7	5	3	9	4	1	2	8	6
4	8	6	2	5	3	1	7	9
9	1	2	7	8	6	5	4	3
3	7	5	4	9	2	6	1	8
8	6	4	1	3	5	7	9	2
1	2	9	8	6	7	4	3	5

Puzzle # 70

7	9	3	6	2	8	5	1	4
5	8	6	9	1	4	3	7	2
2	4	1	3	7	5	6	8	9
6	2	8	5	4	7	9	3	1
1	7	9	8	3	2	4	6	5
4	3	5	1	6	9	7	2	8
9	6	2	4	8	3	1	5	7
8	1	4	7	5	6	2	9	3
3	5	7	2	9	1	8	4	6

Puzzle # 71

1	6	4	7	8	3	5	9	2
3	9	7	6	2	5	1	4	8
2	8	5	1	9	4	6	7	3
7	5	8	3	4	9	2	6	1
9	2	3	5	1	6	4	8	7
4	1	6	8	7	2	9	3	5
5	7	9	2	6	8	3	1	4
6	3	1	4	5	7	8	2	9
8	4	2	9	3	1	7	5	6

Puzzle # 72

7	6	8	4	2	9	3	1	5
4	5	2	1	6	3	8	7	9
3	9	1	5	8	7	2	4	6
6	1	9	7	3	4	5	2	8
8	4	5	2	9	6	1	3	7
2	7	3	8	5	1	9	6	4
5	3	7	6	1	8	4	9	2
9	2	4	3	7	5	6	8	1
1	8	6	9	4	2	7	5	3

Puzzle # 73

7	2	5	1	6	8	9	4	3
1	9	8	3	2	4	5	7	6
4	6	3	7	5	9	2	8	1
5	8	4	9	7	1	6	3	2
9	7	2	6	4	3	1	5	8
6	3	1	2	8	5	4	9	7
2	4	6	5	3	7	8	1	9
8	1	7	4	9	6	3	2	5
3	5	9	8	1	2	7	6	4

Puzzle # 74

6	2	9	5	3	7	8	1	4
5	4	8	1	6	2	7	3	9
1	7	3	8	4	9	5	6	2
9	8	7	3	1	6	4	2	5
2	3	5	7	9	4	1	8	6
4	6	1	2	8	5	3	9	7
3	9	4	6	7	1	2	5	8
8	5	6	4	2	3	9	7	1
7	1	2	9	5	8	6	4	3

Puzzle # 75

2	4	6	8	7	1	5	9	3
1	9	5	2	6	3	8	7	4
3	8	7	5	9	4	2	6	1
7	1	8	3	5	2	6	4	9
4	2	9	7	8	6	1	3	5
6	5	3	1	4	9	7	8	2
8	6	1	9	3	5	4	2	7
5	3	4	6	2	7	9	1	8
9	7	2	4	1	8	3	5	6

Puzzle # 76

6	7	5	9	8	3	2	4	1
3	9	4	1	5	2	6	7	8
2	1	8	7	6	4	9	3	5
8	2	7	6	3	1	5	9	4
5	4	1	8	9	7	3	6	2
9	6	3	2	4	5	8	1	7
7	8	2	3	1	9	4	5	6
1	5	9	4	2	6	7	8	3
4	3	6	5	7	8	1	2	9

Puzzle # 77

7	9	4	8	6	3	1	2	5
5	2	6	9	7	1	8	4	3
3	8	1	5	4	2	7	9	6
8	7	3	1	9	6	4	5	2
4	6	2	7	5	8	9	3	1
1	5	9	3	2	4	6	7	8
2	3	8	4	1	7	5	6	9
9	1	7	6	3	5	2	8	4
6	4	5	2	8	9	3	1	7

Puzzle # 78

1	4	5	9	8	6	7	3	2
6	2	3	4	5	7	9	1	8
8	7	9	3	2	1	5	4	6
7	5	1	6	9	4	2	8	3
3	6	2	8	1	5	4	7	9
9	8	4	7	3	2	6	5	1
5	9	6	1	7	3	8	2	4
4	1	7	2	6	8	3	9	5
2	3	8	5	4	9	1	6	7

Puzzle # 79

6	1	2	8	7	3	9	5	4
4	3	8	9	5	2	1	6	7
9	5	7	6	1	4	8	2	3
3	2	5	4	9	8	6	7	1
8	9	6	7	3	1	2	4	5
7	4	1	2	6	5	3	9	8
1	8	9	5	2	7	4	3	6
2	7	4	3	8	6	5	1	9
5	6	3	1	4	9	7	8	2

Puzzle # 80

8	9	7	3	6	2	4	5	1
5	4	6	1	8	9	7	2	3
2	1	3	4	5	7	9	8	6
9	6	8	5	4	3	1	7	2
4	3	1	7	2	8	6	9	5
7	2	5	9	1	6	3	4	8
6	5	9	8	3	4	2	1	7
3	8	4	2	7	1	5	6	9
1	7	2	6	9	5	8	3	4

Puzzle # 81

8	4	1	9	5	7	3	6	2
6	5	2	1	4	3	7	8	9
9	7	3	6	2	8	4	1	5
2	9	8	7	1	4	5	3	6
5	6	7	3	8	2	9	4	1
1	3	4	5	9	6	8	2	7
4	8	6	2	7	9	1	5	3
7	2	5	8	3	1	6	9	4
3	1	9	4	6	5	2	7	8

Puzzle # 82

4	6	9	1	3	8	5	7	2
1	3	7	2	6	5	4	8	9
8	2	5	7	4	9	1	3	6
5	9	2	8	7	3	6	1	4
3	8	1	4	2	6	7	9	5
6	7	4	5	9	1	3	2	8
9	5	3	6	8	7	2	4	1
2	1	8	3	5	4	9	6	7
7	4	6	9	1	2	8	5	3

Puzzle # 83

2	8	3	1	6	4	9	5	7
7	1	9	8	2	5	4	3	6
5	4	6	3	7	9	1	2	8
4	7	2	9	8	1	5	6	3
6	5	1	7	4	3	2	8	9
9	3	8	2	5	6	7	4	1
8	6	7	4	1	2	3	9	5
1	9	4	5	3	8	6	7	2
3	2	5	6	9	7	8	1	4

Puzzle # 84

3	2	8	6	4	7	5	1	9
1	4	6	5	2	9	3	8	7
5	9	7	3	8	1	4	2	6
8	7	3	2	9	6	1	4	5
9	1	4	8	3	5	6	7	2
6	5	2	7	1	4	9	3	8
7	6	1	4	5	8	2	9	3
4	3	5	9	7	2	8	6	1
2	8	9	1	6	3	7	5	4

Puzzle # 85

4	1	8	2	6	3	7	9	5
5	6	3	4	9	7	8	1	2
7	9	2	1	5	8	4	6	3
6	5	1	3	7	4	9	2	8
9	2	7	6	8	5	1	3	4
8	3	4	9	2	1	5	7	6
1	7	6	5	4	2	3	8	9
3	4	9	8	1	6	2	5	7
2	8	5	7	3	9	6	4	1

Puzzle # 86

8	9	2	1	4	3	5	7	6
3	6	1	5	7	8	2	4	9
5	4	7	2	6	9	3	1	8
4	7	8	9	2	5	1	6	3
1	2	5	6	3	7	9	8	4
9	3	6	8	1	4	7	2	5
7	5	9	4	8	2	6	3	1
6	8	3	7	9	1	4	5	2
2	1	4	3	5	6	8	9	7

Puzzle # 87

8	2	6	3	9	1	5	4	7
3	9	5	8	7	4	1	2	6
7	4	1	5	2	6	9	8	3
1	3	2	6	8	7	4	5	9
6	8	9	2	4	5	7	3	1
4	5	7	9	1	3	2	6	8
9	7	8	4	6	2	3	1	5
5	6	4	1	3	9	8	7	2
2	1	3	7	5	8	6	9	4

Puzzle # 88

7	8	4	5	3	2	9	1	6
2	5	6	1	9	8	4	7	3
1	9	3	7	6	4	2	5	8
6	7	9	4	2	5	3	8	1
3	4	8	9	1	6	5	2	7
5	2	1	8	7	3	6	4	9
8	3	7	2	5	9	1	6	4
4	6	5	3	8	1	7	9	2
9	1	2	6	4	7	8	3	5

Puzzle # 89

9	7	8	1	5	3	4	2	6
2	3	6	7	8	4	5	9	1
1	4	5	2	9	6	3	8	7
6	9	3	5	4	2	1	7	8
5	8	7	9	6	1	2	3	4
4	1	2	8	3	7	6	5	9
8	6	1	3	2	9	7	4	5
7	2	9	4	1	5	8	6	3
3	5	4	6	7	8	9	1	2

Puzzle # 90

4	6	5	2	8	3	1	7	9
9	8	3	6	1	7	5	4	2
1	7	2	4	9	5	6	3	8
2	3	8	9	7	1	4	5	6
5	1	7	8	6	4	2	9	3
6	4	9	5	3	2	7	8	1
7	2	6	3	5	8	9	1	4
8	5	4	1	2	9	3	6	7
3	9	1	7	4	6	8	2	5

Puzzle # 91

2	6	1	9	4	8	3	7	5
9	3	5	2	6	7	1	8	4
8	4	7	5	3	1	2	9	6
7	1	8	3	2	4	6	5	9
4	2	6	1	9	5	8	3	7
3	5	9	8	7	6	4	2	1
5	7	3	4	1	2	9	6	8
1	8	2	6	5	9	7	4	3
6	9	4	7	8	3	5	1	2

Puzzle # 92

5	8	4	6	7	9	3	2	1
3	1	7	5	4	2	8	9	6
2	9	6	8	1	3	5	4	7
8	5	2	7	9	1	6	3	4
7	6	3	2	5	4	1	8	9
1	4	9	3	8	6	2	7	5
4	7	5	1	3	8	9	6	2
6	3	1	9	2	7	4	5	8
9	2	8	4	6	5	7	1	3

Puzzle # 93

2	7	3	6	8	9	5	1	4
6	5	8	4	1	2	3	9	7
9	4	1	3	7	5	8	2	6
3	2	7	1	4	6	9	5	8
5	8	4	2	9	3	6	7	1
1	6	9	7	5	8	4	3	2
7	1	5	9	6	4	2	8	3
8	3	6	5	2	1	7	4	9
4	9	2	8	3	7	1	6	5

Puzzle # 94

8	4	6	5	1	2	3	7	9
3	2	1	8	7	9	4	5	6
9	7	5	4	6	3	8	1	2
2	5	7	3	9	8	1	6	4
1	9	3	6	4	7	5	2	8
4	6	8	1	2	5	7	9	3
6	1	2	7	3	4	9	8	5
5	3	9	2	8	1	6	4	7
7	8	4	9	5	6	2	3	1

Puzzle # 95

7	3	5	6	1	9	4	8	2
1	6	9	8	2	4	7	3	5
4	2	8	7	3	5	9	1	6
8	4	1	9	6	3	5	2	7
6	9	2	1	5	7	3	4	8
5	7	3	2	4	8	1	6	9
2	5	6	4	7	1	8	9	3
3	8	4	5	9	2	6	7	1
9	1	7	3	8	6	2	5	4

Puzzle # 96

4	2	6	3	5	8	1	9	7
7	9	8	4	1	2	6	3	5
1	3	5	6	9	7	2	8	4
8	5	3	2	6	1	7	4	9
2	6	4	9	7	3	8	5	1
9	1	7	5	8	4	3	6	2
3	7	9	1	4	6	5	2	8
6	4	1	8	2	5	9	7	3
5	8	2	7	3	9	4	1	6

Puzzle # 97

8	1	2	9	4	5	7	3	6
7	4	3	2	6	8	5	1	9
6	9	5	1	3	7	4	2	8
5	7	1	6	8	4	2	9	3
4	6	9	5	2	3	1	8	7
2	3	8	7	9	1	6	4	5
3	5	7	8	1	2	9	6	4
9	2	4	3	5	6	8	7	1
1	8	6	4	7	9	3	5	2

Puzzle # 98

1	6	9	5	2	7	4	8	3
5	7	8	3	6	4	1	9	2
2	3	4	8	1	9	5	6	7
9	4	5	1	7	6	2	3	8
8	2	6	4	3	5	7	1	9
7	1	3	2	9	8	6	4	5
6	5	1	7	8	3	9	2	4
4	8	2	9	5	1	3	7	6
3	9	7	6	4	2	8	5	1

Puzzle # 99

5	7	3	4	2	1	9	6	8
1	2	4	6	8	9	5	3	7
6	8	9	5	3	7	2	4	1
3	5	1	8	7	6	4	2	9
8	6	2	9	1	4	7	5	3
4	9	7	3	5	2	8	1	6
9	4	5	1	6	8	3	7	2
2	3	6	7	9	5	1	8	4
7	1	8	2	4	3	6	9	5

Puzzle # 100

1	6	9	8	3	7	2	5	4
2	3	4	5	1	9	6	8	7
7	8	5	6	2	4	1	3	9
9	2	8	4	7	1	3	6	5
6	4	1	3	8	5	7	9	2
3	5	7	9	6	2	8	4	1
8	9	2	1	5	3	4	7	6
5	7	6	2	4	8	9	1	3
4	1	3	7	9	6	5	2	8

www.ingramcontent.com/pod-product-compliance
Lightning Source LLC
Chambersburg PA
CBHW081432220526
45466CB00008B/2359
* 9 7 8 1 6 7 2 2 1 0 8 1 2 *